Fit ohne Geräte

Die 60-Tage-Challenge für Frauen

Inhaltsverzeichnis

EINLEITUNG

Mit ein paar einfachen Tricks brauchst du keine teuren Geräte anzuschaffen oder in das nächste Fitnessstudio zu gehen. Du kannst dir dein Training einfach daheim zusammenstellen. Alles, was du brauchst, sind die richtigen Ideen und die richtigen Übungen.

Ein gesundes Training bringt dir viele Vorzüge. Du schläfst besser, du fühlst dich besser, du hast ein besseres Gedächtnis und eine größere geistige Leistungsfähigkeit. Warum aber tun wir uns so schwer damit? In unserer schnelllebigen Zeit haben wir einfach nicht mehr die Stunden, die wir für ein voll ausgereiftes Training brauchen.

Ein Training ist aber genau das, was wir benötigen. Wir gehen jeden Tag zur Arbeit und kommen erschöpft nach Hause. Warum ist das so? Weil unser Körper durch die Arbeit an seine Grenzen gelangt. Wenn du diese Grenzen jedoch mit einem kleinen Fitnessprogramm verschiebst, dann kommst du statt dessen voller Energie nach Hause.

Dabei geht es nicht nur um den Körper und die Leistungsfähigkeit. Die meiste Zeit werden wir mit Informationen überflutet. Auch das sorgt für Stress, Energielosigkeit und absinkende Leistung. Wir müssen einfach zu viel aufnehmen und zumindest soweit bedenken, ob es für uns wichtig ist oder nicht.

Dein Training bietet dir die Möglichkeit, deinen Geist vor solchem unerwünschten Input zu schützen. Für eine Weile konzentrierst du dich nur auf deinen Körper. Da gibt es keinen Computer, kein Handy oder

Fernseher. Lass deine Seele baumeln und sich regenerieren.

Das bedeutet, dass du insgesamt mit einem ordentlichen Trainingsprogramm leistungsfähiger wirst. Du hast Zeit, dich auf dich selbst zu besinnen. Stress fällt von dir ab. Du hast mehr Energie und du schläfst besser. All das geht in deinen eigenen vier Wänden, und du brauchst am Tag nur wenig Zeit dafür aufzubringen. Versuche es einfach einmal. Am Anfang wird es anstrengend sein, doch nach einer Weile wirst du es nicht mehr missen wollen.

In diesem Programm geht es nicht darum, einfach nur abzunehmen oder mehr Muskeln aufzubauen oder den Bauch verschwinden zu lassen. Anstatt sich auf einen Aspekt zu konzentrieren, liegt der Fokus auf einer Rundumfitness.

Eine Rundumfitness lässt deine Pfunde purzeln. Sie sorgt für einen straffen Körper, ohne dass dieser zu muskulös wird. Keine Angst also, du wirst dich nicht in einen Mann verwandeln. Darüber hinaus sorgt die Rundumfitness dafür, dass du insgesamt leistungsfähiger bist. Daher werden alle Bereiche deines Körpers und dein Herz-Kreislauf-System angesprochen, ohne einen einseitigen Fokus.

KAPITEL 1: FITNESS IN DEN EIGENEN VIER WÄNDEN – DIE GRUNDLAGEN

Damit du dein persönliches Fitnessprogramm durchziehen kannst, muss es vor allem alltagstauglich sein. Dafür muss es in deinen eigenen vier Wänden möglich sein und darüber hinaus nicht viel Zeit beanspruchen. Das ist auch der Grund, warum die Alternativen, der Gang ins Studio bzw. die Joggingrunde, keinen so großen Anklang finden.

Die einfachsten Übungen für daheim

Die folgenden Übungen fordern deine Muskeln in jedem Bereich deines Körpers. Zugleich belasten sie dein gesamtes Herz-Kreislauf-System, wodurch dieses gestärkt wird. Sie stellen auch erhöhte Anforderungen an deine Atmung, wodurch sich dein Lungenvolumen vergrößern wird.

Bei der Ausführung folgst du einem Schema, das zwischen einem einfachen Muskelaufbau und der Verbesserung der Ausdauer liegt. Nimm dir jede Übung einzeln vor. Mach dabei drei Sätze. Jeder Satz besteht aus 10 bis 15 Wiederholungen. Führe die Wiederholungen in einer unmittelbaren Abfolge, ohne Unterbrechungen, aus. Zwischen zwei Sätzen liegt eine Pause von ein oder zwei Minuten. Das kann jedoch später in unserem Fitnessplan noch ein wenig verändert werden.

Als Anfänger solltest du nicht gleich mit drei Sätzen und so vielen Wiederholungen beginnen. Das normale Schema ist bereits das eigentliche Training. Vor dem Trainieren steht jedoch das Erlernen der Bewegungen. Verwende die ersten zwei, drei Trainingseinheiten darauf, die einzelnen Übungen nur einige Male und sehr langsam auszuführen, damit du dich an die Bewegung gewöhnst. Wenn du sie korrekt ausführen kannst, wechselst du in das Schema von drei Sätzen mit jeweils 10 bis 15 Wiederholungen.

Übung 1 – Half-Burpee ohne Sprung

Für diese Übung brauchst du nur eine gut anliegende Kleidung und eventuell eine kleine Matte, doch Letztere ist kein Muss.

Beginn mit der Grundhaltung. Dafür stehst du aufrecht mit deinen Händen in Gebetshaltung vor deiner Brust und deine Füße ungefähr einen halben Meter voneinander entfernt.

Beuge dich nun vor und geh ein wenig in die Knie. Lege deine Hände auf den Boden. Hebe ein Bein etwas an und strecke es nach hinten aus. Hebe danach das andere Bein an und strecke es ebenfalls nach hinten auf, sodass du in einer Liegestützhaltung endest. Dabei ist dein Po etwas erhoben und deine Füße stehen zusammen.

Für die zweite Hälfte der Übung winkelst du das erste Bein wieder an und stellst es mit dem Fuß in seine vorherige Position, wobei du im Knie eingeknickt bleibst. Wiederhole das Ganze mit dem anderen Bein. Dann stehst du auf und führst deine Hände wieder in die Gebetshaltung vor deine Brust. Du stehst nun wieder in der Ausgangsstellung.

Die Übung trainiert deinen ganzen Körper. Vermeide ein Hohlkreuz und halte deinen Körper unter Spannung.

Übung 2 – Half-Burpee mit Sprung

Für den Half-Burpee mit Sprung beginnst du wieder mit der Grundhaltung. Du stehst aufrecht, beide Hände in der Gebetshaltung vor deiner Brust und deine Füße ungefähr einen halben Meter voneinander entfernt.

Beuge dich vor und geh dabei in die Knie. Lege deine Hände flach auf den Boden. Jetzt aber führst du nicht deine Beine eines nach dem anderen nach hinten. Stattdessen führst du einen federnden Sprung mit deinen Beinen aus, die dann in der Liegestützhaltung landen. Mit einem gleichen Sprung gehst du wieder zurück in die vorgebeugte Haltung mit angewinkelten Knien und den Händen auf den Boden. Dann richtest du dich wieder in die Grundhaltung auf.

Auch hier gilt, kein Hohlkreuz zu machen und die Körperspannung zu halten. Die Übung ist mit dem Sprung nicht unbedingt für Anfänger geeignet. Du kannst mit der Ausführung ohne Sprung beginnen und, sobald dir diese sehr leichtfällt, zu der Variante mit Sprung wechseln.

Übung 3 – Squat Jumps

Squat Jumps gibt es in einer einfachen und einer fortgeschrittenen Ausführung, die sich nur leicht voneinander unterscheiden. Du beginnst damit, dass du die Grundhaltung einnimmst. Das ist ein Squat. Dafür befinden sich deine Beine ungefähr einen halben

Meter voneinander entfernt. Deine Knie sind angewinkelt und nach außen gerichtet. Achte darauf, sie die ganze Zeit so weit es geht nach außen zu drücken. Deine Hände befinden sich in Gebetshaltung auf deiner Brusthöhe und dein Oberkörper ist nach vorn vorgestreckt. Streck dabei deinen Po kräftig heraus.

In der einfachen Variante stehst du aus der Grundhaltung auf und hebst deine Arme über deinen Kopf und streckst die in die Höhe. Danach gehst du zurück in den Squat. In der fortgeschrittenen Variante springst du dabei ein wenig nach oben. Diese Übung trainiert deinen ganzen Körper und vor allem den Po und die Ober- und Unterschenkel.

Übung 4 – Stütz

Die Grundhaltung für diese Übung ist der Liegestütz. Du kannst dies auf deinen Zehen oder deinen Knien ausführen. Hebe nun den linken Arm mit dem rechten Bein für einen Moment an. Dann stütze dich damit wieder auf und dann hebst du den rechten Arm mit dem linken Bein für einen Moment an.

Diese Übung trainiert ebenfalls deinen ganzen Körper. Achte darauf, dass du die Spannung in deinem ganzen Körper hältst.

Übung 5 – Köper- und Beinheben

Die Grundhaltung ist, dass du dich mit deinem Körper auf deinen Bauch legst. Dein Kopf und deine Schultern, sowie deine Beine, sind ein wenig angehoben. Deine Arme sind angewinkelt und deine Hände treffen sich vor deinem Gesicht. Jetzt beginnt die Übung damit, dass du deinen Kopf- und Schulterbereich, sowie deine Beine, gleichzeitig so weit wie möglich anhebst.

Danach führst du sie zurück in die Grundhaltung ein wenig über dem Boden.

Diese Übung trainiert deine Arm- und Beinmuskulatur, aber auch die Muskeln in deinem ganzen Rücken und Po. Je weiter du dabei deine Beine ausstreckst, desto intensiver ist die Übung.

Übung 6 – Trizeps-Dips

Die folgende Übung ist im Grunde genommen einfach auszuführen, doch du brauchst dafür eine stabile Hilfe. Du kannst einen Stuhl mit dem Rücken gegen eine Wand stellen oder besser die Couch benutzen.

Bewege dich vor deinen Stuhl oder deine Couch. Gehe etwas in die Knie, so, als wolltest du dich hinsetzen. Steh dabei aber so weit von deinem Stuhl oder deiner Couch entfernt, dass dein Hintern davor herunterkommt. Stütze dich mit deinen Armen hinter deinem Rücken auf dem Stuhl oder der Couch ab.

Wenn du die Grundhaltung richtig ausführst, lagert dein Gewicht auf deinen Füßen auf dem Boden und deinen Händen auf dem Stuhl oder der Couch. Deine Beine sind angewinkelt, als würdest du sitzen. Nun lässt du dich mit deinen Händen ein wenig tiefer gleiten, bis dein Po beinahe den Boden berührt. Als Nächstes drückst du dich mit deinen Armen wieder zurück in die Grundhaltung.

Alltagsgegenstände als Trainingshilfen

Fit ohne Geräte heißt nicht, dass du keine Trainingshilfen verwenden kannst. Verzichte auf teure, professionelle Ausrüstung, zumindest für den Anfang. Mit der Zeit magst du vielleicht auch das ändern, fang jedoch vorerst mit dem an, was du daheim finden kannst. Sei dabei so kreativ, wie du möchtest. Hier sind einige Ideen und Anregungen für dich.

Verwende Staubtücher als Slidehilfe. Damit lassen sich einige Übungen aufpeppen. Achte jedoch darauf, dass du nicht stürzt. Ein Besenstiehl wiederum leistet dir gute Dienste, wenn du deine Muskeln in der Brust und im oberen Rücken mobilisieren möchtest. Dabei brauchst du keine weiteren Gewichte. Halte den Besen einfach mit beiden Händen mit viel Platz dazwischen.

Stehe aufrecht und führe den Besen vor deinem Gesicht oder hinter deinem Kopf wie bei Klimmzügen auf und ab. Damit überlastest du dich nicht, doch du bekommst den gleichen, wenn auch abgeschwächten, Trainingseffekt.

Liegestütze lassen sich leicht auf dem Boden ausführen. Sie lassen sich jedoch in ihrer Schwierigkeit steigern, indem du mit erhöhten Füßen die Übungen absolvierst. Dafür kannst du deine Füße auf einen Stuhl oder eine Couch legen.

Nimm ein Handtuch für Ruderübungen. Halte es an beiden Händen und lege seine Mitte um eine Türklinke. Führe die Ruderübungen aus und halte die Spannung in deinen Armen, als ob sie belastet wären.

Volle Wasserflaschen sind tolle Gewichte für das Seitheben, Schulterdrücken oder für Curls. Das lässt sich dann noch mit

Ausfallschritten und Kniebeugen steigern. Mittels einer Wand, an dieser angelehnt, kannst du dich an einen Handstand wagen. Alternativ setzt du dich nicht auf einen Stuhl, sondern mit dem Rücken gegen die Wand gelehnt. Halte dabei die Spannung möglichst lange.

Wenn die Alltagsgegenstände nicht mehr reichen

Wenn du lange genug trainierst, wirst du damit ordentlich Muskeln aufbauen. Das Training wird dir ein Stimmungshoch bescheren und du wirst bombastisch tief und fest schlafen. Du fühlst dich rundum so pudelwohl, dass du nicht mehr aufhören möchtest. Das ist der übliche Effekt, wenn man als Trainierender die Anfangszeit überstanden hat. Dann aber stellt sich für dich die Frage, ob du mit dem Erreichten zufrieden sein oder darüber hinausgehen möchtest?

Wenn du über das Erreichte hinausgehen möchtest, dann wird eine Verlängerung der Sätze und eine Erschwerung der Übungen nicht genug sein. Dann wird es Zeit, darüber nachzudenken, doch ein paar Fitnessgeräte anzuschaffen. Diese müssen nicht zu groß oder teuer sein. Es reichen bereits ein paar Kurzhanteln, die sich leicht verstauen lassen, wenn sie nicht mehr benötigt werden. Darüber hinaus gibt es Kettleballs, Plankpads und Fitnessbänder. Es ist jedoch deine Entscheidung, ob du dir das leisten möchtest und ob du über genug Geld dafür verfügst.

Kapitel 2: Wenn du ganz wenig Zeit hast

Das klassische Schema mit 3 Sätzen zu 10 bis 15 Wiederholungen und zwei bis drei Minuten Pause zwischen den Sätzen dauert in der Ausführung nicht lange. Damit kannst du schon in 30 Minuten eine Menge erreichen. Das heißt aber nicht, dass du unbedingt mindestens eine halbe Stunde trainieren musst. Du brauchst auch nicht auf Übungen zu verzichten, wenn du die Zeit reduzieren möchtest.

HIIT und Tabata

Die Antwort auf Zeitnot sind das HIIT- und das Tabata-Training. HIIT steht für hochintensives Intervalltraining. Tabata ist eine Sonderform, die das Ganze noch einmal steigert. Die Grundidee ist, dass du das Training auf zehn bis zwanzig Minuten verkürzt, indem du es beschleunigst. Das ist nicht so einfach durchzuführen, doch mit ein wenig Übung ist es machbar. Nach jedem Durchgang hast du dann einen sogenannten Nachbrenneffekt, der bis zu 72 Stunden anhält. Das heißt, der Körper braucht 3 Tage, um wieder zu seinem normalen Maß der Körperfunktionen zurückzukehren.

Für das HIIT gibt es Apps für dein Smartphone, die dir die Intervalle mit einem Timer entsprechend vorgeben. Du kannst aber ebenso deine Intervalle mit einer Uhr, die einen Sekundenzeiger hat, steuern.

Das Tabata-Training verkürzt die Zeit auf nur 4 Minuten. Dabei trainierst du mit 8 Intervallen zu jeweils 20 Sekunden und Pausen von 10 Sekunden. Das ist aber auf keinen Fall für einen Anfänger zu empfehlen.

Übungen für Anfänger

Die Übungen sind darauf ausgelegt, deine Kraftausdauer, deine Fettverbrennung und deine gesamte Fitness zu steigern. Das geht auf verschiedene Arten. So kannst du dir deine Lieblingsübungen selbst auswählen und dein Training daraus zusammenstellen. Du kannst aber auch unsere Vorschläge übernehmen oder damit anfangen und dann variieren.

Übung 1 – Der Hampelmann

Die Grundhaltung sieht so aus, dass du aufrecht stehst. Deine Beine sind geschlossen und deine Hände liegen seitlich an deinen Beinen an. Die Übung geht so, dass du nun einen kleinen Sprung machst und dabei deine Beine ungefähr einen Meter weit öffnest. Dabei bewegst du deine Hände kreisförmig zu den Seiten und über deinen Kopf, wo sie sich berühren.

Dann springst du erneut und landest mit geschlossenen Beinen und deinen Händen wieder seitlich an deinen Beinen. Deine Arme haben sich dabei kreisförmig zu den Seiten von über deinem Kopf zu deinen Hüften bewegt.

Übung 2 – Ausfallschritte

Stelle dich gerade hin und lege deine Hände auf deine Hüften, so dass deine Arme zu den Seiten abgewinkelt sind. Das sieht ein wenig so aus, als wärst du wütend. Jetzt machst du einen weiten Ausfallschritt nach vorn. Beginne damit, dass du dein rechtes Bein ein wenig anhebst, während dein linkes Bein auf dem Boden bleibt. Lasse dich nach vorn fallen und lande auf deinem rechten Bein, das du mit dem Knie im rechten Winkel nach vorn geführt hast.

Drücke dich mit deinem rechten Bein ab und kehre in die Grundhaltung zurück. Wiederhole das Ganze, indem du mit deinem rechten Bein stehen bleibst und einen weiten Ausfallschritt nach vorn ausführst. Du landest auf deinem linken Bein, dessen Knie nun einen rechten Winkel bildet, wobei der Unterschenkel senkrecht steht und du deinen Oberschenkel waagerecht hältst.

Übung 3 – Kniebeuge

Stelle dich aufrecht hin und strecke deine Arme waagerecht mit den Händen nebeneinander vor deiner Brust aus. Geh nun in die Knie und richte dich dann wieder gerade auf. Alternativ kannst du deine Hände in deine Hüften stemmen.

Übung 4 – Liegestütze

Für die Liegestütze begibst du dich in die Liegestützhaltung. Du hast deinen Körper gerade ausgestreckt. Achte darauf, dass du kein Hohlkreuz machst. Deine Hände befinden sich auf dem Boden und deine Arme sind senkrecht aufgestützt. Halte einen kleinen Abstand zwischen deinen Händen ein. Deine Beine stützen sich entweder auf deine Knie und du hast deine Beine ausgestreckt und sie stützen sich auf deine Zehen.

Lasse dich nun mit den Armen langsam herab, bis dein Oberkörper sich dicht über dem Boden befindet. Drück dich danach mit den Armen wieder nach oben in die Ausgangslage zurück. Das ist dann ein Liegestütz.

Übung 5 – Crunches

Lege dich mit deinem Rücken auf den Boden. Winkle deine Beine an, so dass die Hacken deiner Füße noch immer den Boden berühren. Zieh den Rest deiner Füße und deine Zehen nach oben. Leg deine Hände als Fäuste, nicht zu fest geballt, an deine Stirn und halte deine Arme so angewinkelt, dass sie mehr zur Seite zeigen als nach vorn.

Ziehe deinen Kopf nach oben, sodass dein oberer Körperbereich ungefähr zu 45 Grad angewinkelt ist. Dann führe deinen Kopf- und Schulterbereich wieder zum Boden, berühre diesen aber nicht. Wiederhole das Ganze.

Die Ausführung

HIIT und Tabata Workouts funktionieren nur mit der richtigen Geschwindigkeit. Eine hohe Geschwindigkeit bei der Ausführung der Übungen birgt jedoch das Risiko, dass du etwas falsch machst und dich eventuell verletzt.

Bevor du nun mit einem HIIT oder Tabata-Training beginnst, musst du die Übungen mehrmals langsam ausführen, bis du ihre Abläufe verinnerlicht hast und von ganz allein korrekt ausführst. Dann kannst du dein Training langsam beschleunigen, bis du zum ersten HIIT übergehen kannst.

Erst, wenn du mehrmals ein HIIT Workout überstanden hast und weißt, dass du damit umgehen kannst, ist es angeraten, mit einem Tabata-Training zu beginnen. Dieses ist noch schneller und verlangt dir viel mehr ab.

Das Training steigern

Das HIIT Workout bzw. ein Tabata-Training lässt sich noch steigern. Das geht zum einen damit, dass du Gewichte an deinen Beinen anbringst. Du kannst danach die Beingewichte auch an deinen Handgelenken anbringen und so den Schwierigkeitsgrad noch einmal steigern.

Baue Half-Burpees mit Sprüngen ein. Wenn du dabei noch weiter gehen möchtest, ist das Seilspringen eine gute Möglichkeit, noch mehr Kraft sehr schnell zu verbrauchen. Ruderübungen, die sich noch mit Hanteln und einem Kettleball steigern lassen, sind auch eine gute Idee.

Kapitel 3: Dein Trainingsplan für Fitness mit wenig Zeit

Jetzt wird es Zeit für unsere 60-Tage-Challenge. Diese kannst du auf verschiedene Weisen absolvieren. Das geht als 10, als 20 oder als 30 Minuten Training. Welchen du wählst, das sei dir überlassen. Wichtig ist, dass du nach den 60 Tagen fit bist und dich auch so fühlst.

Grundsätzliches zum Training

Menschen sind verschieden und reagieren daher unterschiedlich auf das Training. Daher ist es angeraten, erst einmal ein wenig zu checken, wie du damit umgehen kannst. Die Reaktionen können von „voller Energie" bis „absolut müde" reichen. Der eine fühlt sich mit einem Training vor dem Essen und der andere nach dem Essen besser.

Die Idee ist es, dein Training in deinen Tagesablauf einzubauen. Dabei solltest du aus reinen Erwägungen für den Trainingseffekt vor dem Essen, nicht danach, trainieren. Vor dem Essen heißt jedoch nicht unmittelbar, bevor du dich an den Tisch setzt. Du kannst ruhig eine halbe Stunde Zeit wischen Training und Essen einbauen. Das erlaubt es dir, das Essen selbst frisch zuzubereiten, wenn das möglich ist. Am Anfang wirst du ein bisschen zittrig sein, so dass du vielleicht in dieser Zeit nicht unbedingt mit einem Messer hantieren solltest.

Trinke genügend vor dem Workout. Habe eine Flasche mit Wasser in deiner Nähe, so dass du auch während des Trainings nachtanken kannst. Du wirst sehr stark schwitzen. Der Wasserverlust wird dich einiges an Leistungsfähigkeit kosten, wenn du nicht trinkst.

Wann, wie oft und wie lange

Grundsätzlich ist es besser, oft und regelmäßig ein wenig, als selten und lange viel zu trainieren. Wenn du dich nur 10 Minuten am Tag bewegst, kannst du bereits dein Gedächtnis und deine Gesundheit verbessern.

Hier ist jedoch auch ein kleines Problem beim Verständnis. Nein, du solltest nicht jeden Tag trainieren. Solange du nur die gleichen Übungen ausführst, ist es von größter Wichtigkeit, nach jedem Training eine ausreichende Pause von mindestens einem Tag einzulegen.

Bei jedem Training beschädigst du deine Muskeln. Das ist der Sinn des Trainings. Du forderst sie und das führt dazu, dass sie sich wie mit einem Reibeisen behandelt anfühlen und auch so reagieren. Sie brauchen nun Zeit, um sich zu regenerieren. Damit dein Körper der nächsten Belastung besser widerstehen kann, wird er sie aber nicht einfach so wiederherstellen, wie sie waren. Er wird sie stärker machen. Das geschieht in der Pause zwischen den Trainingseinheiten.

Wenn du die Pause nicht machst, wirst du deine Muskeln nur mehr und mehr beschädigen, bis sich der Schaden nicht mehr rückgängig machen lässt. Achte also auf ausreichend Zeit zwischen deinen Workouts.

Ein guter Rhythmus für einen Anfänger ist ein Training dreimal die Woche. Das geht zum Beispiel am Montag, Mittwoch und

Freitag oder Dienstag, Donnerstag und Samstag. Vergiss nicht den freien Tag zwischen den Einheiten.

Die Wirkung

Schon nach wenigen Einheiten wirst du feststellen, wie du dich einfacher konzentrieren kannst und dein Gedächtnis wieder besser wird. Darüber hinaus bist du in einer besseren Stimmung und du schläfst auch besser und vor allem tief und fest.

Bestimmte Krankheiten, wie zum Beispiel Diabetes, haben bei dir nun weniger eine Chance. Du siehst besser aus und nimmst ab. Darüber hinaus gibt es einen Verjüngungseffekt von bis zu 10 Jahren. Dafür lohnt es sich doch, die Bewegung auf sich zu nehmen.

Das 30 Minuten Training

Für dieses Training verwenden wir die Übungen aus dem ersten Kapitel: Den Half-Burpee, am Anfang noch ohne Sprung, die Squat Jumps, der Stütz, das Körper- und Beinheben und die Trizeps-Dips. Wir haben 60 Tage Zeit und die gilt es nun, richtig auszunutzen. In den 60 Tagen trainierst du jede Woche mit drei Einheiten.

Der Einstieg

Die erste Woche dient einfach nur dem Eingewöhnen. Nutze die besagten Übungen in der obigen Reihenfolge. Du kannst die Reihenfolge aber auch ändern, wenn dir das angenehmer ist. Führe für jede Übung nur einen Satz aus. Lass dir dabei Zeit. Es kommt nicht auf das Tempo an, sondern darauf, dass du die Übungen richtig ausführst.

Nach der ersten Woche solltest du alle Bewegungsabläufe schon perfekt beherrschen. In der zweiten Woche geht es nun darum, fitnesstechnisch den richtigen Ausgangspunkt zu finden. In dieser Woche führen wir wieder drei Einheiten durch und haben mindestens einen Tag Pause zwischen den Einheiten.

Für die erste Einheit in der zweiten Woche trainieren wir mit zwei Sätzen pro Übung. Im ersten Satz, versuche ruhig, mindestens 10 Wiederholungen auszuführen. Für den zweiten Satz versuchst du, deine Grenzen zu erreichen. Wenn du mindestens 10 Wiederholungen im zweiten Satz schaffst, dann war dein erster Satz nicht hart genug, das ist jedoch kein Problem.

Die zweite und dritte Einheit der zweiten Woche führen wir mit drei Sätzen aus. Für die zweite Einheit solltest du nun den ersten und zweiten Satz mit gleichvielen Wiederholungen durchführen und den dritten Satz mit so vielen Wiederholungen, wie nur möglich. Wenn der dritte Satz dir nicht schwerfällt, dann waren die ersten beiden Sätze nicht hart genug. Mach bei ihnen dann beim nächsten Mal mehr Wiederholungen.

In den ersten beiden Wochen wirst du auch einen tollen Muskelkater bekommen, wenn du alles richtig gemacht hast. Wenn nicht, dann hast du nicht ausreichend trainiert. Halte dich aber an den Plan, dreimal pro Woche zu trainieren, und dann wird der Muskelkater verschwinden.

Das eigentliche Training

Nachdem du deine Grundlage gefunden hast, wird es nun Zeit, deine Leistungsfähigkeit zu steigern. Du solltest inzwischen die ersten Auswirkungen, wie zum Beispiel eine bessere Stimmung, ein besseres Gedächtnis und einen besseren Schlaf, bereits spüren.

Trainiere nun jede Woche mit drei Einheiten. Jede Einheit verfügt über drei Wiederholungen. Zwischen jedem Satz liegt eine Pause von einer oder zwei Minuten. Zähle mit, wie viele Wiederholungen du machen kannst und versuche, dich schon beim ersten Satz auszupowern. Das geht, indem du ihn bis auf 15 Wiederholungen erhöhst.

Die anderen Sätze sollten mit der Zeit folgen, so dass du nach den 60 Tagen leicht 15 Wiederholungen für jede Einheit, Übung und Satz ausführen kannst. Dann hast du die Fitness Challenge erfolgreich hinter dich gebracht.

Der Erhalt

Nun hast du deine Leistungsfähigkeit erheblich gesteigert. Lass dies aber nicht verfallen, indem du das Training nun abbrichst. Trainiere mit den Übungen, Einheiten, Sätzen und Wiederholungen weiter, um zu erhalten, was du erreicht hast. Du kannst auch darüber hinausgehen, indem du weitere Übungen integrierst. Das sind zum Beispiel die Übungen aus dem HIIT und Tabata-Training. Mehr Übungen heißt mehr Belastung und mehr Belastung bedeutet mehr Leistungsfähigkeit.

HIIT

Für das HIIT, das hochintensive Intervalltraining, verwendest du die Übungen aus dem HIIT Kapitel. Jede Übung führst du zweimal aus. Jeder Satz besteht nun nicht mehr aus so und so vielen Wiederholungen, sondern aus einem intensiven Training von einer Minute Dauer. Zwischen jeder Trainingsminute liegt eine Pause von 15 Sekunden.

Der Einstieg

Der Einstieg erfolgt in der ersten und zweiten Woche. In der ersten Woche führst du die 3 Trainingstage aus, ohne dabei auf die Geschwindigkeit zu achten. Es geht darum die einzelnen Übungen ausreichend kennenzulernen und deinen Muskeln die Abläufe einzuprägen.

In der zweiten Woche nimmst du das Training schon mit einem Blick auf das Tempo vor, doch du versuchst noch nicht, so richtig schnell zu sein. Es geht auch hier nur darum, die Abläufe in deinen Muskel-Memory einzuarbeiten.

Das Training

Das Training erfolgt nun, indem du die Übungen mehr und mehr beschleunigst und damit mehr und mehr Wiederholungen in jede Trainingsminute einbringst. Schon bald wirst du auch hier die Auswirkungen, wie eine bessere Laune, ein besseres Gedächtnis und einen besseren Schlaf, bemerken.

Die Übungen werden dir mit der Zeit leichter fallen. Du solltest insgesamt nicht mehr als 15 bis 20 Minuten für eine Einheit benötigen. Nach 60 Tagen sollte dir das Ganze nicht mehr schwerfallen. Dann hast du das

Fitnessziel erreicht. Danach kannst du den Schwierigkeitsgrad, wie im vorigen Kapitel beschrieben, erhöhen.

Das Tabata-Training

Bei diesem Training geht es um hochintensive Übungen von 20 Sekunden Dauer. Versuche, so viele Wiederholungen in diese 20 Minuten zu packen, wie es geht. Dabei führst du jede der 5 Übungen aus dem HIIT und Tabata Kapitel zweimal aus. Das bringt eine Trainingszeit von 5 Minuten.

Auch hier solltest du die erste Woche sehr langsam anfangen. Es kommt auf die korrekte Ausführung der Übungen an, damit du dich später, wenn es ganz schnell geht, nicht verletzt. Das ist hier noch viel wichtiger als beim HIIT.

In der zweiten Woche schaust du dann, dass du mehr und mehr Wiederholungen in den 20 Sekunden ausführst. Beschleunige dabei langsam dein Tempo, von Einheit zu Einheit. Überfordere dich nicht, indem du zu schnell zu viel von dir erwartest.

Das echte Training beginnt dann in der dritten Woche. Werde immer schneller und erreiche mehr und mehr Wiederholungen in den Sekunden. Lass die Zeit dabei nie aus den Augen, denn du musst die schnellen Wechsel zwischen Übungen und Pause richtig mitmachen.

Die Verbesserungen werden sich schnell bemerkbar machen. Das Tabata-Training wird dir jedoch aufgrund seiner sehr hohen Intensität am Anfang sehr viel abverlangen. Deswegen kann es passieren, dass du die Verbesserungen sogar zuerst noch ein wenig übersiehst. Horche in dich hinein. Achte auf deinen Körper und sieh, was sich verändert. Dann wirst du es auf jeden Fall merken, wenn sich die positiven Effekte einstellen.

Das Tabata-Training lässt sich noch steigern, indem du die Pausen nicht als Pausen ausführst. Stattdessen kommen in dieser

Zeit die Squat Jumps aus dem einfachen Training zum Einsatz. Das Ganze sieht dann so aus, dass du für 20 Sekunden eine Übung durchführst. In den folgenden 10 Sekunden, die eigentlich eine Pause wäre, führst du die Squat Jumps aus. Danach wiederholst du die Übung. Dann folgt eine Pause von 10 Sekunden. Danach geht das Ganze wieder mit der zweiten Übung und dazwischen den Squat Jumps weiter. Noch mehr lässt sich das Ganze steigern, indem du die Squat Jumps auch anstelle der Pausen zwischen den Übungen ausführst.

Die Variante ohne echte Pausen ist noch viel anspruchsvoller, als es das Tabata-Training an sich ist. Daher solltest du nicht zu schnell in diese Phase wechseln und, wenn du merkst, dass es doch zu viel für dich ist, bereit sein, wieder einen Gang zurückzuschalten. Es geht schließlich darum, deine Gesundheit zu verbessern.

Die beste Variante

Die beste Variante ist es, mit einem 30 Minuten Training zu beginnen und dich darüber langsam zum Tabata vorzuarbeiten. Dafür verwendest du aber nicht die Übungen aus dem ersten Kapitel, sondern die HIIT-Übungen. Den ersten Monat führst du diese Übungen mit Sätzen und Wiederholungen aus, bis du so richtig gut in ihnen bist. Danach wird es Zeit, zu wechseln.

Im zweiten Monat gehst du zum HIIT-Workout über. Darum hast du auch mit den HIIT-Übungen begonnen. Du ersetzt nun die Sätze mit ihren Wiederholungen durch die Minuten mit ihrer schnellen Ausführung. Da du alle Übungen bereits einen Monat lang trainiert hast, bist du nun auch bei einem schnellen Training damit sicher.

Die nächsten drei Wochen führst du das HIIT-Workout mit diesen Übungen aus. Danach steigerst du dich, indem du zu dem Tabata-Training wechselst. Damit hast du nach 60 Tagen genügend Fitness, um dich so richtig gut zu fühlen. Zudem sieht dein Körper nun super straff und jung aus.

SCHLUSSWORT

Du hast nun gesehen, dass ein intensives Training nicht viel benötigt. Du brauchst nicht viel Zeit, keine super teuren Geräte und schon gar kein Fitnessstudio. Einfach und schnell absolvierst du deine Übungen daheim und schon bekommst du die Erfolge, die du dir wünschst.

Was du erreichst, ist eine viel bessere Gesundheit. Du bist nicht mehr so stark für bestimmte Krankheiten anfällig. Du kannst dich besser erinnern und du schläfst schnell ein und richtig durch. Das, und die Energie vom Training, sorgt für eine gute Stimmung und jede Menge Kraft.

Wenn du nun nach Hause kommst, musst du nicht mehr erschöpft auf deine Couch sinken. Du kannst vielmehr etwas unternehmen und mit deinen Freunden oder deiner Familie etwas erleben. Deine Leistungsgrenzen haben sich verschoben und damit bereitet dir kaum noch etwas Stress.

Die Zeit des Abschaltens, wenn du deine Übungen ausführst, sorgen auch dafür, dass du insgesamt einfach ruhiger wirst. Du regst dich nicht mehr aus und das heißt, du kannst mehr positive Erinnerungen ansammeln. Du hast auch mehr Zeit, die Dinge zu bedenken, so dass du nun bessere Entscheidungen für deine Zukunft treffen wirst.

Bald hast du einen super straffen Körper, einen wachen Verstand und jede Menge Motivation. Dann hat sich das Training für dich ausgezahlt. Versuche es einfach.

IMPRESSUM

Text: Copyright © 2020 by ALI KALAI TLEMCANI

Impressum:

ALI KALAI TLEMCANI

1 Complexe El hassani Immeuble Amal 2

90000 TANGIER

Marokko

Fotos: © serezniy

/ https://depositphotos.com/320015984/stock-photo-sporty-young-woman-on-dark.html

Wichtiger Hinweis:

Die in diesem Buch enthaltenen Informationen dienen ausschließlich informativen Zwecken und dürfen unter keinen Umständen als Ersatz für eine professionelle Beratung oder Behandlung durch ausgebildete und anerkannte Ärzte angesehen werden. Diese beinhalten keinerlei Empfehlungen bezüglich bestimmter Diagnose- oder Therapieverfahren. Die Inhalte dürfen niemals als eine Aufforderung zur Selbstbehandlung oder als Grundlage für Selbstdiagnosen und -medikation verstanden werden. Die Informationen spiegeln lediglich die Meinung des Autors wieder. Der Autor übernimmt für die Art oder Richtigkeit der Inhalte keine Garantie, weder ausdrücklich noch impliziert.

Sollten Inhalte des Buches gegen geltendes Recht verstoßen, dann bittet der Autor um umgehende Benachrichtigung. Die betreffenden Inhalte werden dann umgehend entfernt oder geändert.